老年护理实用手册

编　著　温州市民政局
　　　　温州医科大学

编委主任：李爱燕

编写人员：（按姓氏笔画排序）

朱晓玲　李爱燕　杨晔琴

陈娅莉　姜丽萍　施正潘

高歌心　蒋义炮

U0232534

科学出版社

北　京

举报电话：010-64030229；010-64034315；13501151303（打假办）

内 容 简 介

本书共包括七章内容，分别从老年人生活护理、体位移动、饮食护理、并发症护理及应急救护等方面进行描述，配以直观、生动的图片形式，将老年护理相关知识和技能展现出来。

本书文字简洁、图文并茂，可作为机构、居家养老护理工作者的学习指导，也可作为老年照护者参考用书。

图书在版编目（CIP）数据

老年护理实用手册 / 温州市民政局，温州医科大学编著.
—北京：科学出版社，2014.6

ISBN 978-7-03-040826-6

Ⅰ.①老…　Ⅱ.①温…②温…　Ⅲ.①老年人－护理－手册

Ⅳ.①R473-62

中国版本图书馆CIP数据核字（2014）第115341号

责任编辑：胡治国 ／ 责任校对：刘小梅
责任印制：徐晓晨 ／ 封面设计：范璧合

科 学 出 版 社 出版
北京东黄城根北街16号
邮政编码：100717
http://www.sciencep.com

北京建宏印刷有限公司 印刷
科学出版社发行　各地新华书店经销

＊

2014年6月第 一 版　　开本：787×1092 1/32
2021年1月第七次印刷　　印张：3
字数：63 000

定价：30.00元
（如有印装质量问题，我社负责调换）

前　言

　　老年人口数快速增长及高龄化趋势日益加剧，高龄及慢性病人老年人群不断增加，衰弱、疾病、失能是老年人主要健康问题。提高老年人生活质量，提供专业、规范的护理服务是老年照护重要内容，温州市民政局为进一步加快养老服务体系建设，推进养老服务规范化、标准化、专业化发展，联合温州医科大学护理学院，根据老年照护服务需要和实际工作，参照专业标准要求编著了本书。

　　本书共包括七章内容，分别从老年人生活护理、体位移动、饮食护理、并发症护理及应急救护等方面进行描述，配以直观、生动的图片形式，将老年护理相关知识和技能展现出来。本书文字简洁、图文并茂，可作为机构、居家养老护理工作者的学习指导，也可作为老年照护者参考用书。

　　本书由温州市民政局策划，参编人员认真负责，拍摄过程中温州医科大学护理学院实验室给予鼎力帮助，对于他们的辛勤工作表示衷心的感谢！本书参考和引用了相关书籍和参考资料，在此，对有关作者致以诚挚的谢意！由于我们水平有限，书中难免有些疏漏之处，我们真诚期待有关专家和读者批评指正。

编　者

2014 年 5 月 10 日

目　录

第一章　概述 ……………………………………………………… 1

　第一节　老年人的健康特点 …………………………………… 1

　第二节　老年人居住环境的要求 ……………………………… 2

　第三节　老年护理工作者自我保护 …………………………… 4

第二章　老年人的清洁卫生 ……………………………………… 8

　第一节　头发清洁 ……………………………………………… 8

　　一、床上梳头 ………………………………………………… 8

　　二、床上洗头 ………………………………………………… 11

　第二节　面部清洁（洗脸） …………………………………… 16

　第三节　口腔清洁 ……………………………………………… 19

　第四节　会阴清洁 ……………………………………………… 23

　第五节　足部清洁 ……………………………………………… 25

　第六节　床上擦浴 ……………………………………………… 28

第三章　老年人被服整理 ………………………………………… 33

　第一节　更换衣裤 ……………………………………………… 33

　第二节　床铺整理 ……………………………………………… 36

　　一、铺床 ……………………………………………………… 36

　　二、卧床老年人床单更换 …………………………………… 41

第四章　老年人的移动和搬运 …………………………………… 48

　第一节　变换卧位 ……………………………………………… 48

　　一、协助老年人翻身侧卧 …………………………………… 48

　二、协助老年人移向床头 ································ 51
　第二节　轮椅的使用 ···································· 54
　第三节　平车搬运 ······································ 58

第五章　饮食与排泄 ·· 62
　第一节　喂食 ·· 62
　第二节　鼻饲 ·· 64
　第三节　便器的使用 ···································· 67
　第四节　更换纸尿裤 ···································· 69

第六章　并发症的预防技术 ·································· 71
　第一节　翻身、叩背 ···································· 71
　第二节　腹部按摩 ······································ 73
　第三节　背部按摩 ······································ 75

第七章　常用救护技术 ······································ 80
　第一节　老年人噎食处理 ································ 80
　一、清醒老年人的噎食处理 ······························ 80
　二、噎食导致老年人昏迷的处理 ·························· 83
　第二节　心肺复苏 ······································ 85

第一章 概　　述

世界卫生组织（WHO）将发达国家年龄超过 65 岁的人群，发展中国家年龄超过 60 岁的人群定义为老年人。根据 2010 年第六次全国人口普查显示，截至 2010 年 11 月 1 日零时，中国的总人口达到 13.71 亿，其中 60 岁和 65 岁及以上的老年人口分别达到 1.78 亿和 1.19 亿，占总人口的 12.98% 和 8.68%。随着年龄的增长，老年人的机体功能逐渐衰退，逐渐出现各种健康问题，需要得到不同程度的照护。我国老年人基数庞大，照护的需求量也大，老年人的照护工作目前主要由老年照顾者来承担。作为老年服务的主力军，老年照顾者的文化素质、专业技能直接关系老年人的生活质量，熟悉老年人的特点以及掌握一定的照顾技能能帮助护理工作者更好地照顾老年人，促进我国养老服务事业的健康发展。

第一节　老年人的健康特点

衰老是一种生命现象，这种生命现象往往会影响到老年人的生理和心理健康。

1. 老年人生理变化特点　随着年龄的增加，老年人的身高会逐渐降低。老年人的体重也有下降趋势，但是由于生活水平的提高，我国老年肥胖者增多。所以照顾老年人的过程中要注意老年人的饮食结构。

由于代谢率下降，老年人的体温会低于成人，呼吸也会随着年龄的增长而减少，脉搏减慢，血压会增高。老年人的听力和视力均会减退。护理员要注意给老年人保暖，熟知老年人的血压，和老年人沟通时要注意老年人能否听清、看清。

老年人的消化功能下降，护理员要注意给老年人补充营养，慎用对肝脏有损害的药物。

老年人的肾脏逐渐萎缩，功能下降会导致其夜尿增多。女性老年人由于盆底肌肉松弛容易出现尿失禁。男性老年人由于激素水平失衡容易出现前列腺增生，增生的前列腺压迫尿道，导致排尿困难。老年人应当多喝水，冲刷尿道，减少尿路感染。

老年人的大脑、血管、神经系统会出现退行性改变，易导致老年痴呆、脑卒中、帕金森病等疾病。鼓励老年人勤用脑、适当锻炼，有助于预防上述疾病。

2. 老年人的心理变化特点　老年人记忆力减退，保持乐观、开朗的心态有助于保持较好的记忆能力。

老年人在情感上会更关注自身的健康状况，较少关心别人的感受；一部分老年人甚至会出现消极悲观的情绪，经常抱怨一些社会现象、儿女不孝、生活条件不好等。

老年人在个性上会出现人生观的改变，更看重健康和家庭关系，有时候会热衷于宗教活动。另外老年人会比年轻时自私、固执。因此，亲属和护理员要理解老年人的心理特点，帮助老年人保持开朗、乐观的心情，积极对抗负面的情绪。

第二节　老年人居住环境的要求

随着老年人户外活动的减少，居室就成为老年人主要的活动场所。良好的居住环境是老年人安度晚年的重要条件。

1. 通风　老年人的房间应该有良好的通风条件，每天最好能开窗通风两次，每次不少于 30 分钟，这样能大大减少室内细菌，减少老年人感染的概率。在通风时应注意，避免空气对流（穿堂风），以免老年人受凉、感冒。

2. 光线 老年人的居室应该向阳，有较大的窗户，这样有利于房间的采光和通风。由于老年人视力下降，为保护老年人的安全，在其经常走动的地方应该有照明设备，如卫生间、走廊、楼梯等地方，灯光应柔和明亮。

3. 温度 老年人体温调节功能下降，22~24℃的温度会让老年人感觉舒适。有条件的家庭，可以在老年人房间中安装空调来调节其房间温度。

4. 湿度 室内空气如果过于干燥会让老年人觉得口咽干燥，容易造成呼吸道感染。室内空气若过于潮湿，又会让老年人觉得潮湿、气闷。空气过于干燥时，可以在房间内放置一盆清水，用湿抹布擦拭家具，也可以用空气加湿器。室内空气过于潮湿时，可以开窗通风，若室外空气也过于潮湿时，可以关闭门窗打开空调的去湿功能进行去湿。

5. 室内家具 老年人活动能力下降，为防止老年人不必要的损伤，老年人居室中家具应力求简洁、安全：家具陈设不要过于拥挤，要放置有序，稳固不易搬动；家具的摆放不要经常变动；家具应无尖锐棱角。

6. 卫生间 卫生间要注意防滑，应铺防滑瓷砖或垫上防滑垫，避免有积水。卫生间门锁应该内外均可打开，坐便器旁和浴室应安装扶手，另外坐便器高度应该合适（图1-2-1）。

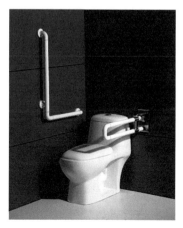

图 1-2-1 有扶手的坐便器

7. 其他 应注意美化老年人的居室环境，如可以根据老年人的喜好放一些花草等增添美感。居室的色彩可以根据老年人的性格和心理状态选择，如高血压的老年人，居室可以选择白色、青色、蓝色等冷色调，有抑郁症的老年人，居室可以选择红色、黄色、橙色等暖色调。

第三节　老年护理工作者自我保护

作为老年护理工作者，肩负着照顾老年人饮食起居的重任，不仅仅要懂得照顾老年人的技能，还需要懂得自我保护。照顾老年人的技能将在后面相关章节介绍，本节内容主要介绍护理员自我保护的技能。

1. 仪表要求 护理员要始终保持自己仪表整洁、大方，这样能给老年人一个良好的心理印象。

2. 手部清洁 良好的洗手习惯可以减少细菌的传播，既可以保护老年人又可以保护自己。正确的洗手应该是用七步洗手法：用流水淋湿双手后取适量皂液或涂抹适量肥皂后按图 1-3-1 进行洗手。

洗好手后，用流水冲干净，擦干。注意每个步骤都需要揉搓 15 秒以上。同时护理员的手不宜留长指甲，长指甲容易划伤老年人的皮肤，也会藏留细菌。在接触老年人前后均应正确、认真洗手。

3. 身体姿势与节力 照顾老年人可能会经常遇到搬动、弯腰等操作，如果长期采取不正确的姿势和方法，容易造成护理员腰肌劳损、椎间盘突出等问题。所以，在照顾老年人的过程中，护理员要注意采取正确的操作姿势，以达到保护自己的目的。

进行低位操作时（操作对象的高度低于自己腰部以下时）：尽量采取下蹲的姿势，避免弯腰。若下蹲姿势不能完成，

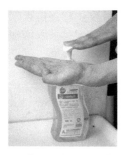

A. 淋湿双手取适量皂液

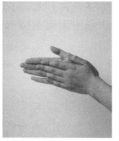

B. 掌心相对双手揉搓
（第一步）

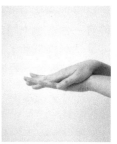

C. 掌心对手背沿指缝揉搓
（两手交换进行）（第二步）

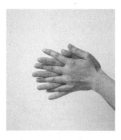

D. 掌心相对十指交叉相互
揉搓指缝（第三步）

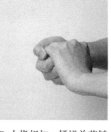

E. 十指相扣，揉搓关节皱
摺处（第四步）

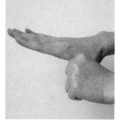

F. 一手握住另一手拇指，
旋转揉搓（两手交换进行）
（第五步）

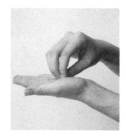

G. 五指指尖在另一手掌心
揉搓（两手交换进行）
（第六步）

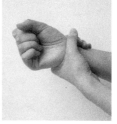

H. 握住手腕回旋摩擦
（两手交换进行）
（第七步）

图 1-3-1 七步洗手图

可以采取两腿分开来降低自己的高度，同时要注意保持腰部伸直。如在地上拾起物品时采取下蹲姿势，铺床时采取两腿分开达到降低重心的目的。老年人床的高度不要过低，过低会导致护理员弯腰过度（图1-3-2，图1-3-3）。

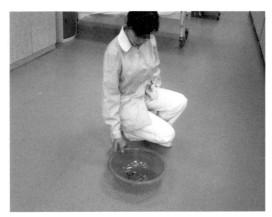

图1-3-2　拾物时身体姿势

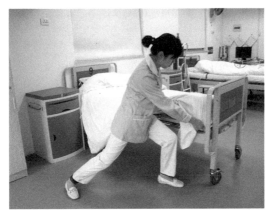

图1-3-3　护理员铺床身体姿势

另外，护理员在照顾老年人的过程中还要注意节省力量：尽量用最大的肌肉和最小的力气去操作。如搬运老年人时尽量使用轮椅等工具，倘若一定要徒手搬运，搬运时让老年人的身体尽量靠近护理员，尽量使用躯干和下肢等大肌肉群力量；物品过重时，应尽量用双手去提。

4. 防止感染　护理员应准备一些一次性橡胶手套，在必要时使用：老年人有灰指甲，在为其护理时要戴手套；护理老年人会阴部时要戴手套；清理老年人呕吐物、分泌物以及排泄物时要戴手套等。戴上手套可以预防疾病的传播，保护护理员自身。另外，如果护理员自己感冒，或者老年人感冒，护理员最好能带上口罩再对老年人进行照顾，以防感冒的传播。

第二章 老年人的清洁卫生

第一节 头发清洁

一、床上梳头

【操作目的】保持老年人头发的清洁、整齐；按摩头皮，促进老年人头部血液循环。

【护理员准备】护理员仪表整洁、大方，清洗双手。

【用物准备】梳子、大毛巾、少量清水、垃圾桶。

【老年人准备】向老年人做好解释。

【环境准备】宽敞、明亮。

【操作步骤】

1.体位准备	←	让老年人坐起，或帮助老年人取半坐位，在老年人肩部围上大毛巾。如果是卧床老年人，可以让老年人头偏一侧，在老年人枕头上垫上大毛巾。以防头皮屑和头发落在枕头和床单上（图2-1-1）。

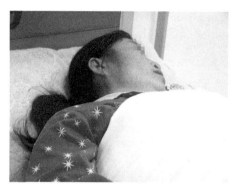

图 2-1-1 铺围大毛巾

2. 梳头 ← 松开头发，分成两股，一手握头发，一手持梳子，由发根梳向发梢。梳好一股再梳另一股。老年人若能坐起，护理员应一手按住发根，另一手持梳子对其进行梳理（图 2-1-2，图 2-1-3）。

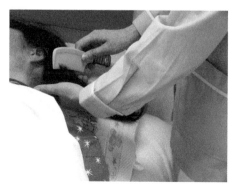

图 2-1-2 为卧床老年人梳头

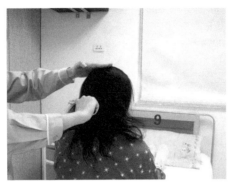

图 2-1-3　为能坐起的老年人梳头

3. 打结头发
处理

如果头发打结，不易梳理时，可以将打结处头发绕在手指上，用清水打湿，再从发根向发梢方向慢慢梳理。避免过度牵拉造成老年人疼痛不适（图 2-1-4）。

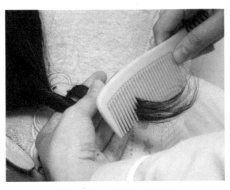

图 2-1-4　打结头发梳理

| 4.编扎头发 | 根据头发的长度和老年人的喜好，将头发编扎成束。注意避免编扎过紧，以免老年人疼痛不适。 |

| 5.清理 | 撤下大毛巾，将脱落的头发置于垃圾桶中。安置老年人于舒适体位。 |

温馨提示

（1）注意梳齿圆钝，避免损伤头皮。
（2）梳理过程中也可以按摩头皮，促进血液循环。
（3）鼓励老年人尽量自己梳头。

二、床上洗头

【操作目的】让不能起床活动的老年人头发保持清洁。

【护理员准备】护理员仪表整洁、大方，清洗双手。

【用物准备】床上洗头盆、橡胶垫（图2-1-5，图2-1-6）、大毛巾、小毛巾、洗发水（必要时备护发素）、按老年人喜好的温度准备足够洗头的温水、梳子、污水桶、吹风机。

【老年人准备】向老年人做好解释，老年人如有大小便，先协助其排便。

【环境准备】关好门窗，避免空气对流，调节室内温度，防止老年人受凉。

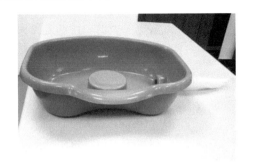

图 2-1-5　床上洗头盆

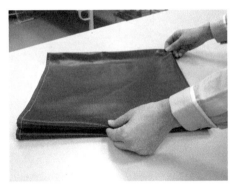

图 2-1-6　橡胶垫

【操作步骤】

| 1. 体位准备 | ← | 将老年人的头移向床边，让老年人呈斜角平卧于床上，在老年人的枕头上垫上橡胶垫和大毛巾并将枕头垫于老年人的肩背部（图 2-1-7）。 |

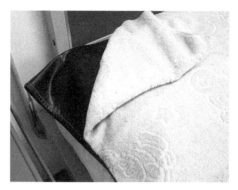

图 2-1-7 铺橡胶垫和大毛巾

2. 放置洗头盆

松开并向内折叠老年人的衣领，将小毛巾围于老年人的颈部。一手托起老年人头部，另一手将洗头盆放置在老年人头下。注意：凹槽部位垫于脖子下方。洗头盆污水管放在污物桶内（图 2-1-8）。

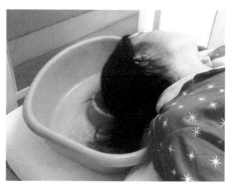

图 2-1-8 放置洗头盆

3. 洗头

用棉球塞住老年人的双耳，纱布盖住老年人的眼睛，让其闭上眼睛，松开老年人的头发，用温水冲湿头发（询问并调节水温）。取适量洗发液，用指腹部揉搓头发并按摩头皮，再用温水冲净。视情况给予护发素（图 2-1-9，图 2-1-10）。

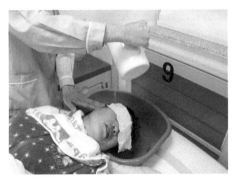

图 2-1-9　洗头

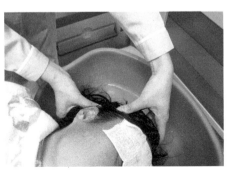

图 2-1-10　指腹部揉搓

4. 干发

取下老年人颈部毛巾，擦净老年人面部并包裹头发。护理员一手托住老年人头部，另一手撤去洗头盆，将枕头移回至老年人头下。用枕头上的大毛巾擦干头发，用吹风机吹干头发并梳理整齐（图 2-1-11，图 2-1-12）。

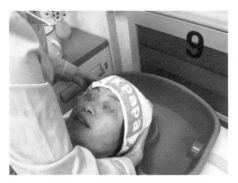

图 2-1-11　包头发撤洗头盆

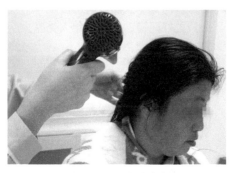

图 2-1-12　吹干头发

| 5. 清理 | ← | 撤下橡胶垫和大毛巾, 协助老年人取舒适的体位。整理老年人的被褥和衣服, 开窗通风。整理好洗头用物。 |

温馨提示

（1）注意水温, 防止老年人烫伤和着凉。

（2）注意保护好老年人耳朵和眼睛, 防止洗发水流入。

（3）及时吹干头发, 防止着凉。

第二节　面部清洁（洗脸）

【操作目的】保持老年人面部清洁, 促进其身心舒适。

【护理员准备】护理员仪表整洁、大方, 清洗双手。

【用物准备】脸盆、大毛巾、小毛巾、温水、洁面乳、润肤露。

【老年人准备】向老年人做好解释。

【环境准备】关好门窗, 防止老年人受凉。

【操作步骤】

| 1. 洗脸准备 | ← | 摇高床头, 将大毛巾围于老年人颌下。将脸盆放在床边椅子上, 倒入温水, 放入小毛巾（图2-2-1）。 |

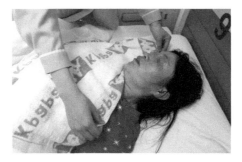

图 2-2-1　老年人准备

2.洗脸

小毛巾拧至半干，折叠整齐后，擦洗眼睛：由老年人的内眼角擦向外眼角，再依次擦洗额头、脸颊、鼻翼、耳廓、耳后、下颌，最后擦洗颈部。老年人面部较脏或油脂分泌较多时，可以用洁面乳，洁面乳先涂擦在小毛巾上，再按上述顺序擦洗面部，注意不要用洁面乳擦洗眼睛，最后用清水洗净（图 2-2-2）。

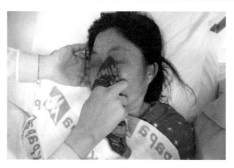

图 2-2-2　擦洗眼睛

3. 洗手 ← 将大毛巾置于老年人手下，给老年人擦净双手。必要时可将脸盆放置大毛巾上，让老年人清洗双手（图2-2-3）。

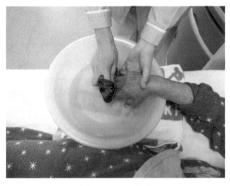

图 2-2-3　洗手

4. 润肤，整理 ← 帮助老年人涂上润肤露，撤去大毛巾，整理老年人床铺，协助老年人取舒适卧位。

温馨提示

（1）注意水温，防止老年人烫伤和着凉。

（2）擦洗眼睛时避免使用洁面乳，以免引起眼部刺激。

（3）注意耳后、耳廓等皮肤皱褶处的擦洗。

第三节 口腔清洁

【操作目的】

（1）保持口腔清洁，促进老年人舒适，预防口腔感染。

（2）清除口腔异味，清除牙垢，促进老年人食欲。

【护理员准备】护理员仪表整洁、大方，清洗双手。

【用物准备】一次性口腔护理棒、漱口液、漱口杯、吸管、压舌板、手电筒、干毛巾、面巾纸若干、弯盘、润唇膏、垃圾桶（图 2-3-1，图 2-3-2）。

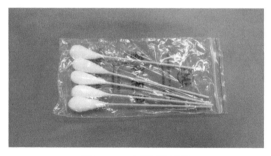

图 2-3-1 口腔护理棒

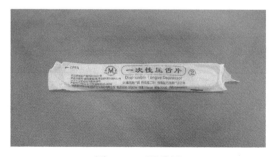

图 2-3-2 压舌板

【老年人准备】 向老年人做好解释，询问有无假牙，有假牙者先取出清洗后浸泡在冷开水中。

【环境准备】 宽敞、明亮。

【操作步骤】

| 1. 体位准备 | 将老年人的头偏向一侧，面向护理员。在老年人颌下铺干毛巾，在其口角旁放置弯盘（图 2-3-3）。 |

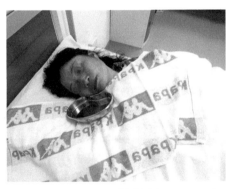

图 2-3-3　铺巾置盘

| 2. 评估口腔 | 用口腔护理棒湿润老年人口唇，嘱其张口，护理员一手持手电筒一手持压舌板检查老年人口腔有无溃疡、出血点、有无异味等情况（图 2-3-4）。 |

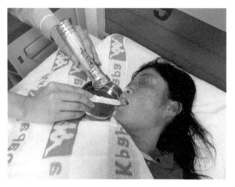

图 2-3-4　检查口腔

3. 擦洗口腔 ← 用口腔护理棒蘸水按如下顺序擦洗口腔：用压舌板轻轻撑开颊部进行颊部清洗，牙齿的外面、内侧面、咬合面、上腭、舌面，舌下（图2-3-5，图2-3-6）。

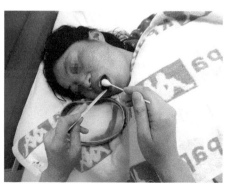

图 2-3-5　擦洗口腔

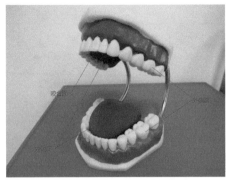

图 2-3-6   牙齿各面的说明

4. 清理

最后协助老年人漱口，漱口液吐至弯盘中。再次检查口腔，用纸巾帮助老年人擦干口角，撤去干毛巾，按需要给老年人涂上润唇膏，协助老年人取舒适体位。

温馨提示

（1）有能力自行刷牙的老年人尽量不用口腔护理。

（2）口腔护理棒不能过湿，防止老年人误吸，避免意外发生。

（3）擦洗舌面及硬腭时避免过深，过深容易引起呕吐。

（4）有溃疡处擦洗要避开溃疡面，口腔护理后，可酌情涂溃疡膏。

第四节 会 阴 清 洁

【操作目的】

（1）去除会阴部异味，预防感染。

（2）促进老年人舒适。

（3）预防皮肤破溃，促进伤口愈合。

【护理员准备】护理员仪表整洁、大方，清洗双手，戴上一次性橡胶手套。

【用物准备】水盆内按老年人的喜好备好温水、舀水杯、小毛巾、一次性垫布、便盆、清洁内裤

【老年人准备】向老年人做好解释，老年人如有大小便，先协助其排便。

【环境准备】关好门窗，拉上窗帘，保护老年人隐私；调节室内温度，防止老年人受凉。

【操作步骤】

| 1.体位准备 | → | 脱下老年人对侧裤腿，盖在老年人近侧腿上，对侧腿上盖上被子，减少不必要的暴露。老年人取屈膝仰卧位，臀下垫一次性垫布（图2-4-1）。 |

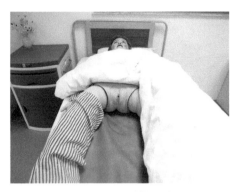

图 2-4-1　屈膝仰卧位

2. 冲洗会阴

在老年人臀下放好便盆。舀取少量温水冲洗会阴，先冲少许试水温，老年人无不适感觉后，护理员一手倒水，另一手用小毛巾从上到下擦洗会阴部，拧干毛巾擦干（图 2-4-2）。

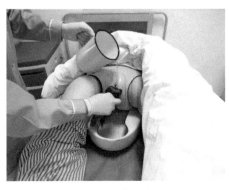

图 2-4-2　冲洗会阴

| 3. 擦洗会阴 | ← | 也可采用擦洗法清洁会阴部，护理员将小毛巾拧至半干依次用毛巾不同部位自会阴上部擦至肛门。 |

| 4. 清理 | ← | 撤去便盆、垫臀巾，更换内裤，整理床铺，协助老年人取舒适体位。打开窗帘和窗户进行通风。 |

温馨提示

（1）尽量减少暴露，做好环境处理，保护老年人隐私。

（2）女性老年人大小阴唇皮肤皱褶处，男性老年人阴囊皮肤皱褶处要注意擦洗干净。

（3）擦洗顺序应自上而下、自前向后，避免来回擦拭，预防尿路感染。

（4）清洁会阴部小毛巾要和其他毛巾分开，避免交叉感染。

（5）护理员要戴上手套保护自己，在操作过程中保持良好的姿势，注意节力、省力。

第五节　足部清洁

【操作目的】

（1）清洁足部，促进老年人舒适。

（2）促进足部血液，改善老年人睡眠。

【护理员准备】护理员仪表整洁、大方，清洗双手，戴上一次性橡胶手套。

【用物准备】水盆内按老年人的喜好备好温水、毛巾、橡胶垫、浴巾、浴皂、小剪刀、润肤露。

【老年人准备】向老年人做好解释。

【环境准备】关好门窗，调节室内温度，防止老年人受凉。

【操作步骤】

| 1. 体位准备 | ← | 协助老年人取仰卧位，掀起盖被，露出双脚，让老年人屈膝，可以在老年人膝下垫一枕头以增加支撑。将橡胶垫、浴巾依次垫在老年人足下。卷起老年人裤腿至膝部。 |

| 2. 洗脚 | ← | 将水盆放在大毛巾上，将老年人的一只脚放在水盆中，询问水温是否合适，再将老年人另一只脚也放入水盆中。用毛巾擦洗双脚各个部位。有必要时用浴皂擦洗，清水洗净，用毛巾擦干。撤去水盆（图 2-5-1，图 2-5-2）。 |

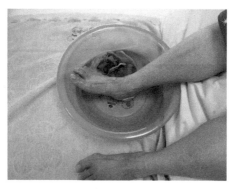

图 2-5-1 先放一脚于盆中试温

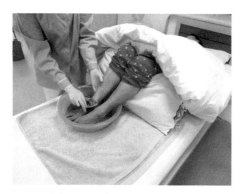

图 2-5-2 放两脚于盆中擦洗

3. 足部护理

用浴巾擦干双足，视情况给老年人修剪趾甲。修剪趾甲要注意，趾甲的长度应该和足趾的末端平齐，修剪太短容易引起甲沟炎。涂抹润肤露，防止足部皲裂。

4. 清理	←	放下裤腿，撤去浴巾、橡胶垫及垫枕，整理好被子，协助老年人取舒适卧位。清理用物。

温馨提示

（1）可以根据情况，延长老年人浸泡双脚的时间，以软化角质层，清除甲垢，同时促进足部血液循环，增加老年人舒适程度。

（2）清洗时注意足部皮肤有无皲裂、趾甲是否过长、有无灰甲等异常情况。

第六节 床上擦浴

【操作目的】

（1）保持老年人皮肤清洁，促进其身心舒适。

（2）促进皮肤血液循环，预防感染和皮肤破溃。

（3）促进老年人身心放松，增加其活动量。

【护理员准备】护理员仪表整洁、大方，清洗双手，视情况戴一次性橡胶手套。

【用物准备】水盆三个，毛巾三块，水桶内按老年人喜好盛合适温度的温水，污水桶一只，大浴巾一条、浴皂、清洁衣裤一套。

【老年人准备】向老年人做好解释，老年人如有大小便，先协助其排便。

【环境准备】关好门窗，避免空气对流，调节室内温度，冬季温度应该调整至 24~26℃，防止老年人受凉；拉好窗帘，保护好老年人隐私。

【操作步骤】

| 1. 体位准备 | ← | 松开盖被，将老年人移近护理员，保持身体平衡。 |

| 2. 洗脸 | ← | 按洗脸法清洗面部和颈部 |

| 3. 擦洗上肢 | ← | 和老年人解释后，脱去其上衣，为便于操作和节力应先脱靠近护理员一侧的衣袖，再脱远侧衣袖，盖好被子。将近侧上肢下垫上浴巾，用小毛巾按擦洗—涂抹浴皂—擦净的顺序擦洗上肢至腋窝。用浴巾擦干上肢，将浴巾双折于老年人手下，将脸盆放在浴巾上，将老年人的手浸泡在脸盆中，洗净双手，擦干。同法擦洗对侧上肢（图 2-6-1）。 |

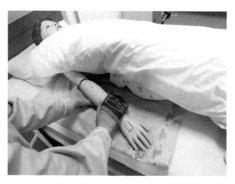

图 2-6-1　擦洗上肢

4.擦洗胸腹部

将棉被向下折叠至老年人脐部，将浴巾盖在老年人胸腹部。护理员一手掀起浴巾一角另一手用毛巾按擦洗—涂抹浴皂—擦净的顺序擦洗前胸和腹部，最后用浴巾擦干。盖上棉被（图2-6-2）。

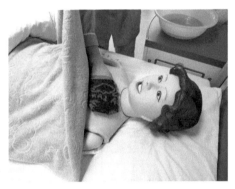

图 2-6-2　擦洗胸腹部

5.擦洗背部

协助老年人侧卧，将浴巾纵向铺在老年人身下，将棉被盖在老年人肩部和腿部。用毛巾按擦洗—涂抹浴皂—擦净的顺序依次擦洗后颈部、背部和臀部。用浴巾擦干，协助老年人更换干净上衣。盖上被子（图2-6-3）。

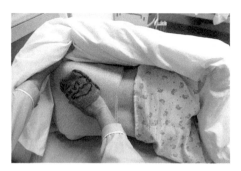

图 2-6-3　擦洗背部

6. 擦洗下肢

协助老年人平卧，和老年人解释后帮助其脱下裤子，棉被盖在对侧腿上，在近侧腿下铺上浴巾，用毛巾按擦洗—涂抹浴皂—擦净的顺序擦洗足踝，小腿，膝部，大腿，髋部，用浴巾擦干。同法擦洗对侧下肢。帮助老年人换上清洁的裤子（图 2-6-4）。

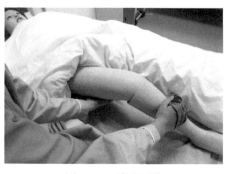

图 2-6-4　清洗下肢

| 7.会阴清洁 | ← | 按会阴清洁法，清洁会阴 |

| 8.足部清洁 | ← | 按足部清洁法，清洁足部 |

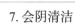

温馨提示

（1）根据需要修剪老年人指甲和趾甲。

（2）根据情况，随时换水，保证水的清洁。

（3）洗脸，洗会阴以及洗脚的水盆和毛巾应分开。

（4）护理员动作应敏捷，轻柔，操作过程中应注意节力。

（5）减少暴露，注意保护老年人隐私。

第三章 老年人被服整理

第一节 更换衣裤

【操作目的】保持不能起床活动的老年人衣裤整洁。

【护理员准备】护理员仪表整洁、大方，清洗双手。

【用物准备】干净的衣服和裤子。

【老年人准备】向老年人做好解释，老年人如有大小便，先协助其排便。

【环境准备】关好门窗，避免空气对流，调节室内温度，防止老年人受凉。

【操作步骤】

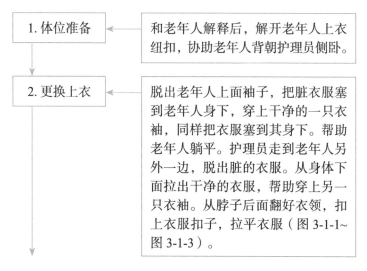

1. 体位准备	和老年人解释后，解开老年人上衣纽扣，协助老年人背朝护理员侧卧。
2. 更换上衣	脱出老年人上面袖子，把脏衣服塞到老年人身下，穿上干净的一只衣袖，同样把衣服塞到其身下。帮助老年人躺平。护理员走到老年人另外一边，脱出脏的衣服。从身体下面拉出干净的衣服，帮助穿上另一只衣袖。从脖子后面翻好衣领，扣上衣服扣子，拉平衣服（图 3-1-1~图 3-1-3）。

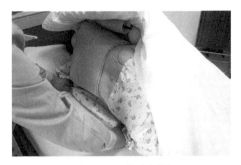

图 3-1-1　脱脏衣服

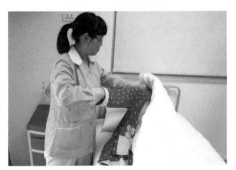

图 3-1-2　穿干净衣服

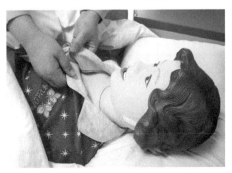

图 3-1-3　整理衣领

3. 更换裤子

解开裤带，帮助老年人抬起臀部，脱下裤子。护理员到床尾，把被子往上翻，露出老年人双脚。协助老年人穿上干净的裤子（图 3-1-4）。

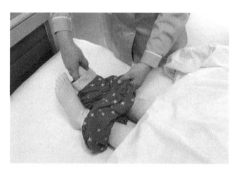

图 3-1-4　换裤子

4. 清理

整理老年人的被褥和衣服，开窗通风。清理换下的衣裤。

温馨提示

（1）注意保暖，防止老年人着凉，同时注意保护老年人隐私。

（2）在更换衣裤的过程中，注意观察老年人的皮肤有无发红、破损。

（3）如果老年人是偏瘫老年人，脱衣裤时先脱健康的肢体，再脱患侧肢体，穿衣裤时先穿患侧肢体再穿健侧肢体。

第二节　床铺整理

一、铺床

【操作目的】保持老年人的床铺整洁。

【护理员准备】护理员仪表整洁、大方，清洗双手。

【用物准备】干净的床单、被套、被褥、枕套和枕芯（图 3-2-1 ）。

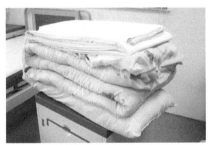

图 3-2-1　按顺序整理铺床用物

【环境准备】清洁，宽敞，明亮。

【操作步骤】

| 1. 铺床单 | ← | 护理员站在床的一侧，在床的中线打开床单，依次展开，先铺床头，将多余的床单塞到床垫下面。再铺床尾。护理员走到床的另一侧，用同样的顺序铺床，要求拉紧床单，无皱褶（图 3-2-2~ 图 3-2-4）。 |

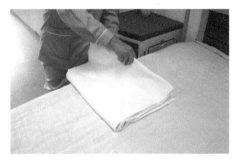

图 3-2-2　对齐中线

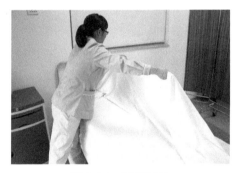

图 3-2-3　展开床单

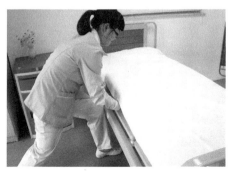

图 3-2-4　铺近侧床单

2. 套被套

将被套中线对齐床的中线展开，打开被套开口。将"S"型被子放在开口内，抓住被头往被套头端塞，依次套好被头、被边、被尾，最后拉上被套拉链。整理被子：被头平床头，被子中线对齐床的中线，两侧被子沿床沿内折，被尾齐床尾内折（图 3-2-5~图 3-2-8）。

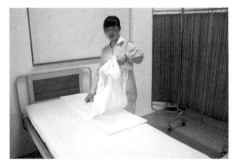

图 3-2-5　展开被套

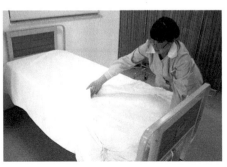

图 3-2-6　打开被套开口

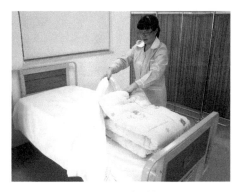

图 3-2-7　套被褥

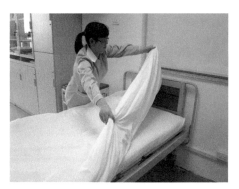

图 3-2-8　整理被子

3. 套枕套 ← 抓住枕芯，塞进枕套，整理枕头的四个角，拍松，平放床头。（图 3-2-9，图 3-2-10）。

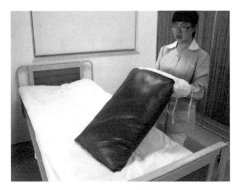

图 3-2-9　套枕套

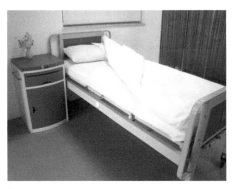

图 3-2-10　放置枕头

4. 清理　←　整理用物，清洗双手

温馨提示

（1）铺床单时一定要拉紧床单，不可以有皱褶。

（2）被褥应紧贴被套头端防止虚边。

（3）枕头要拍松。

（4）护理员操作过程中，注意身体姿势，尽量做到节力，保护好自己。

二、卧床老年人床单更换

【操作目的】 保持不能起床活动的老年人床单清洁。

【护理员准备】 护理员仪表整洁、大方，清洗双手。

【用物准备】 干净的床单、中单、被套、枕套；床刷。

【老年人准备】 向老年人做好解释，老年人如有大小便，先协助其排便。

【环境准备】 关好门窗，避免空气对流，调节室内温度，防止老年人受凉。

【操作步骤】

1. 体位准备 ← 协助老年人背朝护理员侧躺于床的另一侧，嘱咐老年人注意安全，以防坠床等意外事故发生（图3-2-11）。

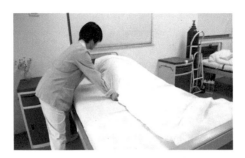

图 3-2-11　协助老年人侧躺

2. 更换近侧床单和中单	←	松近侧污床单，卷好污中单，塞在老年人身下，橡胶中单擦净搭在老年人盖被上。同法卷污床单。用床刷刷去床褥上的毛发，皮屑。放上清洁的床单，中线对齐，展开，按铺床法铺好，放下橡胶中单，再放干净中单遮盖橡胶中单，中线对齐铺好。帮助老年人躺平（图 3-2-12~图 3-2-17）。

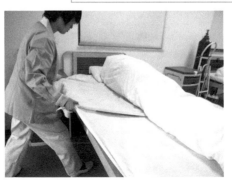

图 3-2-12　松近侧床单

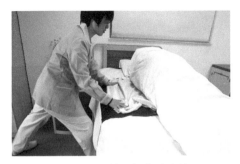

图 3-2-13　擦近侧橡胶中单

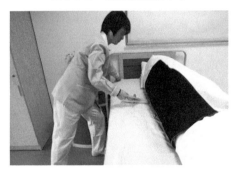

图 3-2-14　扫近侧床褥

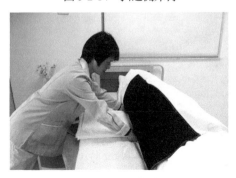

图 3-2-15　对齐床单中线

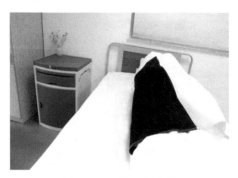

图 3-2-16　铺近侧床单

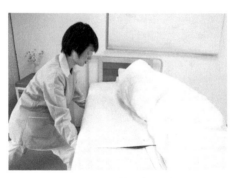

图 3-2-17　铺近侧中单

3. 更换对侧床单和中单

协助老年人翻身侧卧于干净床单侧，松开各层床单，撤去脏的中单，同时擦橡胶中单并搭于盖被上，同法扫床褥，从老年人身下拉出另一半清洁的床单，按铺床法铺好。同法再铺橡胶中单和中单（图 3-2-18～图 3-2-21）。

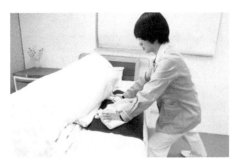

图 3-2-18　用污中单擦拭对侧橡胶中单

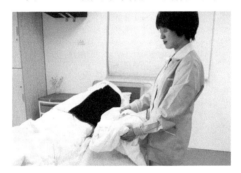

图 3-2-19　取走污床单

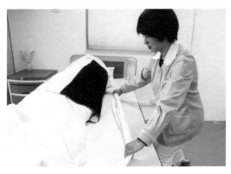

图 3-2-20　铺对侧床单

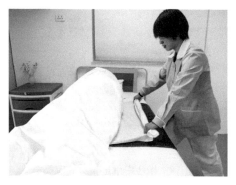

图 3-2-21　铺对侧中单

| 4. 更换被套 | 松开被子，撤去脏被套，按铺床法套上干净被套。 |

| 5. 更换枕套 | 取出枕头，撤去脏枕套，按铺床法换上干净枕套后，帮助老年人枕在头下。（图 3-2-22） |

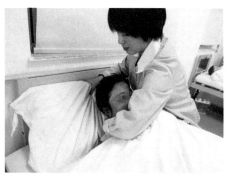

图 3-2-22　协助老年人抬头取出枕头

| 6. 整理用物 | ← | 协助老年人取舒适卧位，询问老年人有无不适，整理换下的被服。开窗通风。 |

温馨提示

（1）老年人侧卧时注意保护好老年人，防止坠床等意外的发生。

（2）护理员操作时注意自己的身体姿势，力求节力，保护好自己。

（3）更换床单过程中要注意和老年人进行沟通，若老年人出现不适反应，应及时处理。

（4）注意保暖，避免着凉。

第四章　老年人的移动和搬运

第一节　变换卧位

一、协助老年人翻身侧卧

【操作目的】促进老年人舒适，预防老年人身体某一部位长期受压引起皮肤损伤等并发症。

【护理员准备】护理员仪表整洁、大方，清洗双手。了解老年人年龄、体重、活动情况等。

【老年人准备】向老年人做好解释，取得老年人的配合。

【操作步骤】

| 1.体位准备 |→| 使老年人仰卧，双手放于腹部。必要时将被子折叠于床尾或床的一侧（图4-1-1）。 |

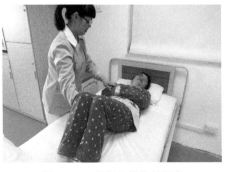

图4-1-1　老年人体位的准备

2. 协助翻身

体重较轻的老年人可由一个护理员协助：将老年人上半身、下半身分别移近护理员侧的床沿，让老年人弯曲膝盖。护理员两手分别扶老年人肩部和膝部，轻推并使其背向自己。

体重较重的老年人可由两个护理员协助：两人站立于床的同侧，一人托住老年人的颈肩部和腰部，另一人托住臀部和腘窝，两人同时将老年人抬起移向自己。再分别扶住肩、腰、臀、膝部，将老年人翻向对侧（图4-1-2~图4-1-5）。

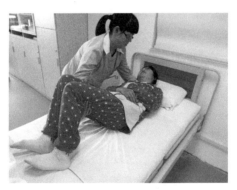

图 4-1-2 一人移动老年人

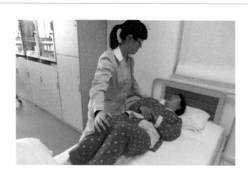

图 4-1-3　一人翻身

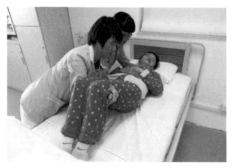

图 4-1-4　两人移动老年人

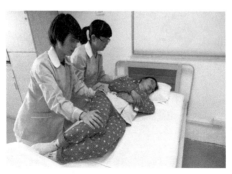

图 4-1-5　两人翻身

| 3.安置老年人 | 在老年人背部、胸前及两腿之间放置软枕，同时检查后背及臀部皮肤情况（图4-1-6）。 |

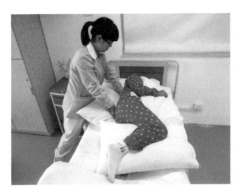

图 4-1-6　侧卧体位

温馨提示

（1）如老年人身上有各种导管，应将其安置妥当后再操作。

（2）移动老年人时避免拖拉等动作，防止擦伤皮肤。

二、协助老年人移向床头

【操作目的】让滑至床尾的老年人移回原位，使其感觉舒适。

【护理员准备】护理员仪表整洁、大方，清洗双手。了解老年人年龄、体重、活动情况等。

【老年人准备】 向老年人做好解释，取得老年人的配合。

【操作步骤】

---

1. 体位准备 ◀── 使老年人弯曲膝盖仰卧，枕头横立于床头。若只有一个护理员协助，可同时让老年人双手握住床头栏杆。必要时将被子折叠于床尾或床的一侧（图 4-1-7）。

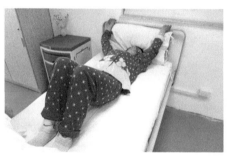

图 4-1-7　老年人体位准备（单人协助）

2. 协助移动 ◀── 体重较轻的老年人可由一个护理员协助：护理员两手分别托住老年人肩部和臀部，同时老年人两脚蹬床面，两手向上牵引移向床头。

体重较重的老年人可由两个护理员协助：两人站立于床的两侧，同时托住老年人颈肩部和臀部。或一人托住老年人的颈肩部和腰部，另一人托住背和臀部。两人同时抬起老年人移向床头（图 4-1-8~图 4-1-10）。

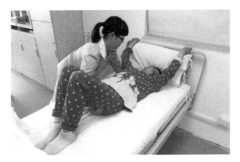

图 4-1-8　一人协助

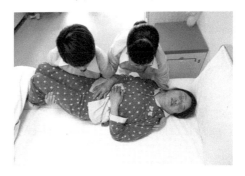

图 4-1-9　两人协助方法一

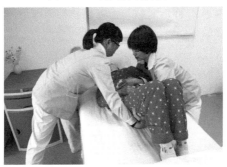

图 4-1-10　两人协助方法二

| 3. 安置老年人 | ← | 放回枕头，协助老年人取舒适卧位，整理床铺。 |

温馨提示

（1）如老年人身上有各种导管，应将其安置妥当后再操作。

（2）移动老年人时避免拖拉等动作，防止擦伤皮肤。

第二节　轮椅的使用

【操作目的】让不能行走的老年人外出活动。

【护理员准备】护理员仪表整洁，熟悉轮椅的操作方法。

【用物准备】轮椅性能良好，按需要准备毛毯、别针或枕头等。

【老年人准备】了解使用轮椅的目的和注意事项，能主动配合护理员。

【环境准备】环境宽敞，无障碍物，地面防滑。

【操作步骤】

| 1. 停放轮椅 | ← | 使轮椅靠背与床位对齐，面向床头，刹紧刹车，翻起脚踏板（图4-2-1）。
（天冷时可将毛毯平铺于轮椅上，使毛毯上端约高过老年人颈部15厘米（图4-2-2）。 |

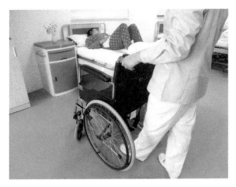

图 4-2-1 轮椅停放状态

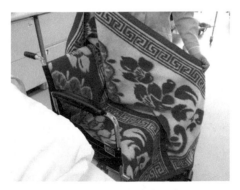

图 4-2-2 毛毯放置状态

2. 老年人准备 ← 协助老年人穿好衣裤和鞋袜，坐于床沿，手掌撑在床面上维持坐姿。

3. 协助坐入
轮椅

能自行活动的老年人：护理员只需在轮椅背后固定轮椅，嘱老年人扶住轮椅扶手后坐于轮椅中央，坐稳并向后靠。

不能自行活动的老年人：护理员应双手环抱老年人腰部，面对老年人双脚分开站稳，告知老年人用近轮椅侧的手扶住远侧把手，协助老年人移动并坐入轮椅中央。

翻下脚踏板，使老年人双脚置于脚踏板上。使用毛毯者将毛毯上缘向外翻折 10 厘米围住老年人颈部，并用围住两臂做成袖筒，同时将上身和下肢围裹在毛毯内，领口、袖口分别用别针固定（图 4-2-3～图 4-2-5）。

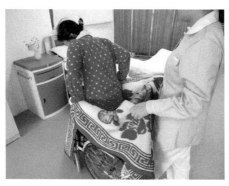

图 4-2-3　能自行活动的老年人坐入轮椅

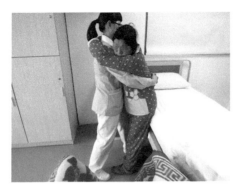

图 4-2-4 不能自行活动的老年人坐入轮椅

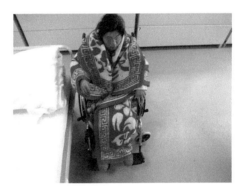

图 4-2-5 毛毯包裹老年人后的状态

| 4. 运送老年人 | 确定老年人无不适后,打开车刹,运送老年人。 |
| 5. 轮椅制动 | 下轮椅时,将轮椅推至床尾,刹住刹车,翻起脚踏板。 |

| 6.协助下轮椅 | ← | 与坐入轮椅时同法，协助老年人回到床上。 |

温馨提示

（1）护理员在老年人坐起后应让其适应片刻，并询问有无头晕不适。

（2）如老年人有下肢水肿、溃疡或关节痛，可在脚踏板上垫上枕头，抬高双脚。

（3）推轮椅下坡应减速，并嘱老年人抓紧扶手；过门槛时翘起前轮，避免过大震动。

第三节　平车搬运

【操作目的】帮助老年人上、下平车，方便运送。

【护理员准备】根据老年人的体重选择搬运人数。护理员仪表整洁，熟悉平车的操作方法。

【用物准备】平车性能良好，按需要准备枕头、毛毯或棉被。

【老年人准备】了解使用平车的目的和注意事项，能主动配合护理员。

【环境准备】环境宽敞，无障碍物，道路通畅。

【操作步骤】

| 1.停放平车 | ← | 一人、两人或三人搬运：推平车至床尾，使平车头端与床尾成钝角，刹住刹车。
四人搬运：使平车靠紧床边，大轮靠床头，刹住刹车（图4-3-1）。 |

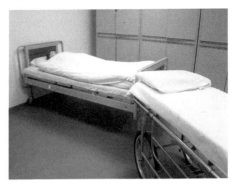

图 4-3-1 四人以内搬运平车停放方法

2. 老年人准备 ← 协助老年人穿好衣裤。
一人搬运：老年人双手环抱护理员颈部。
两人、三人搬运：老年人双手交叉与胸腹前，身体移至近侧床边。
四人搬运：老年人身下垫帆布中单。

3. 搬运

一人搬运：护理员一手绕过老年人腋下抱紧远侧肩部，另一手抱紧其两腿，抱起老年人移至平车或床上。

两人搬运：护理员甲、乙站于同侧床边。甲一手托老年人头、颈、肩，一手托腰；乙一手托臀，一手托膝。两人同时抬起老年人移至平车或床上。

三人搬运：护理员甲、乙、丙站于同侧床边。甲一手托老年人头、颈、肩，一手托背；乙一手托腰，一手托臀；丙一手托膝部，一手托小腿。三人同时抬起老年人移至平车或床上。

四人搬运：护理员甲站床头托住老年人头、颈、肩；乙站床尾托住老年人两腿；丙、丁分别站于床及平车两侧，抓住中单的四角，四人同时抬起老年人移至平车或床上（图4-3-2~图4-3-5）。

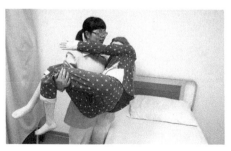

图 4-3-2　一人搬运

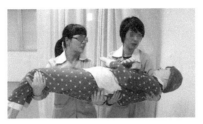

图 4-3-3　两人搬运

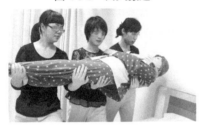

图 4-3-4　三人搬运

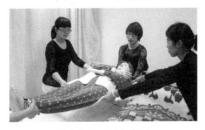

图 4-3-5　四人搬运

温馨提示

（1）搬运时身高高的护理员站老年人头部、身高矮者站老年人脚部，防止老年人不适。

（2）抱起老年人后，护理员应将其靠紧自己，动作轻稳、步调一致，确保老年人安全。

第五章　饮食与排泄

第一节　喂　　食

【操作目的】给卧床或不能自行进食的老年人提供营养。

【护理员准备】护理员仪表整洁、大方，清洗双手。

【用物准备】按老年人的喜好准备饭菜、餐具、小毛巾、温开水。

【老年人准备】向老年人做好解释，需假牙者带上假牙。

【环境准备】环境通风，室内无异味。

【操作步骤】

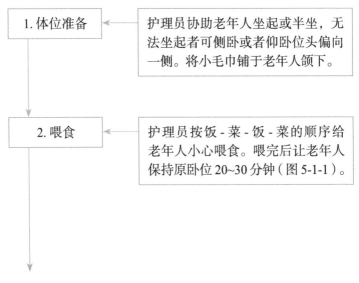

1.体位准备	护理员协助老年人坐起或半坐，无法坐起者可侧卧或者仰卧位头偏向一侧。将小毛巾铺于老年人颌下。
2.喂食	护理员按饭 - 菜 - 饭 - 菜的顺序给老年人小心喂食。喂完后让老年人保持原卧位20~30分钟（图5-1-1）。

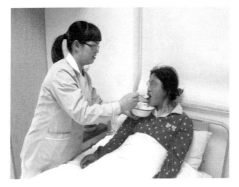

图 5-1-1 给老年人喂食

3.清理 ← 撤下老年人颌下的小毛巾，清理餐具中食物残渣，整理床铺。协助老年人饭后漱口、洗脸。有假牙者取下假牙后漱口，清洗假牙并将其浸泡于冷开水中。

温馨提示

（1）护理员给老年人喂食时应嘱其细嚼慢咽，切勿催促。

（2)若为双目失明的老年人,餐前可告知食物内容,以增加食欲。

第二节 鼻 饲

【操作目的】 通过鼻 - 胃管给老年人提供饮食或药物，保证老年人对营养和治疗的需要。

【护理员准备】 护理员仪表整洁、大方，清洗双手。

【用物准备】 流质食物（温度 38~40℃，约 200 毫升）、温开水、50 毫升注射器、听诊器、治疗巾或小毛巾、弯盘、纱布、手电筒。

【老年人准备】 向老年人做好解释，取得老年人的配合。

【环境准备】 环境通风，室内无异味。

【操作步骤】

1. 体位准备	协助老年人抬高上半身 30~40 度，可使老年人头偏向一侧。将治疗巾或小毛巾、弯盘垫在老年人颌下。
2. 检查胃管是否在胃内	以下三种方法都证明胃管在胃内（可任选一种）：①连接注射器于胃管末端回抽，能抽出胃液；②将听诊器置于老年人胃区，向胃管内快速注入 10 毫升空气，能同时听见气过水声；③将胃管末端置于水中，无气泡溢出（图 5-2-1~图 5-2-3）。

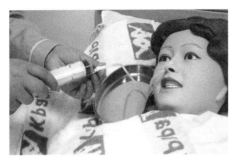

图 5-2-1　鼻饲方法一

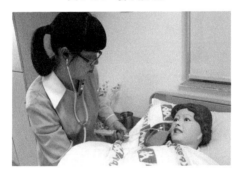

图 5-2-2　鼻饲方法二

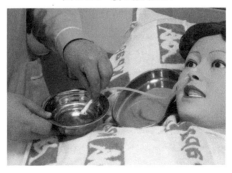

图 5-2-3　鼻饲方法三

| 3.鼻饲 | 将胃管头端连接注射器,向胃管内注入少量温开水,再缓慢注入流质食物,喂完后再注入少量温开水。最后将胃管末端的塞子塞紧(图5-2-4)。 |

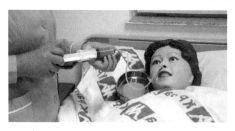

图 5-2-4　鼻饲

| 4.清理 | 整理用物,用别针将胃管固定于老年人的衣服上。嘱老年人保持原卧位 20~30 分钟。洗手,记录。 |

温馨提示

(1)每次鼻饲前观察鼻-胃管插入的深度是否与前次一致,若三种方法都证明胃管不在胃内,切不可喂食。

(2)药片可碾碎,溶解后进行鼻饲,但注意不可与牛奶或其他食物同时注入;牛奶也不可与果汁等同时注入。

(3)长期鼻饲的老年人应每天进行口腔护理。

(4)鼻饲用物每天要清洗、消毒。

(5)喂食的量一次不超过 200 毫升,两次鼻饲间隔时间不少于 2 小时。

第三节　便器的使用

【操作目的】满足卧床老年人排尿、排便的需要。

【护理员准备】护理员仪表整洁、大方，清洗双手。

【用物准备】便盆、卫生纸。

【老年人准备】向老年人做好解释，取得老年人的配合。

【环境准备】关好门窗，拉上屏风，保护老年人的隐私。

【操作步骤】

| 1. 体位准备 | ← | 协助老年人取仰卧位，能坐起者坐起或将床头摇高，松解裤带。 |

| 2. 放置便盆 | ← | 从老年人两腿之间或身体一侧放入便盆，垫在老年人臀下。便盆较低且较为平坦的一侧朝向老年人腰骶部（图5-3-1，图5-3-2）。 |

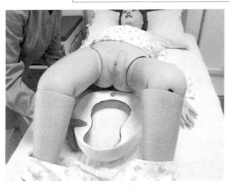

图5-3-1　便盆的放置方法一

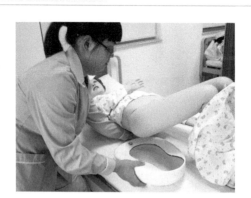

图 5-3-2　便盆的放置方法二

| 3. 擦干会阴 | ← | 待排便后，协助老年人用卫生纸擦净会阴部或肛门。 |

| 4. 清理 | ← | 取出便盆，协助老年人穿裤。清理用物，洗手。 |

温馨提示

（1）每次便盆使用后应及时倾倒，并洗净、晾干备用。

（2）如老年人腹泻导致臀部皮肤发红，可在排便后用湿巾擦净局部，并在发红处涂上护臀膏。

第四节　更换纸尿裤

【操作目的】防止排尿、排便失禁的老年人污染床单或衣裤。

【护理员准备】护理员仪表整洁、大方，清洗双手。

【用物准备】成人纸尿裤（根据老年人的臀围大小准备）、湿巾。

【老年人准备】向老年人做好解释，取得老年人的配合。

【环境准备】关好门窗，拉上屏风，保护老年人的隐私。调节室内温度，防止老年人受凉。

【操作步骤】

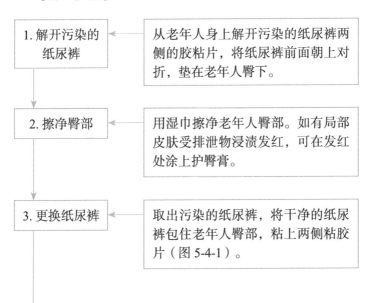

1. 解开污染的纸尿裤	从老年人身上解开污染的纸尿裤两侧的胶粘片，将纸尿裤前面朝上对折，垫在老年人臀下。
2. 擦净臀部	用湿巾擦净老年人臀部。如有局部皮肤受排泄物浸渍发红，可在发红处涂上护臀膏。
3. 更换纸尿裤	取出污染的纸尿裤，将干净的纸尿裤包住老年人臀部，粘上两侧粘胶片（图5-4-1）。

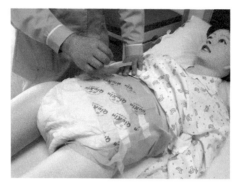

图 5-4-1　成人纸尿裤

| 4.清理 | ← | 丢弃污染的纸尿裤，协助老年人穿好衣裤。 |

温馨提示

（1）选择合适尺码的纸尿裤，穿着时注意松紧适宜。

（2）纸尿裤受污染后应立即更换。

（3）经常观察老年人臀部皮肤，防止热痱或尿布疹。

第六章　并发症的预防技术

第一节　翻身、叩背

【操作目的】使老年人的痰液松动而易于咳出，防止痰液坠积于肺内而发生肺炎。

【护理员准备】护理员仪表整洁、大方，清洗双手。

【用物准备】痰杯或垃圾桶。

【老年人准备】老年人可穿着单层薄布衣服，以利于叩背。

【环境准备】环境通风，室内空气清新。

【操作步骤】

| 1. 协助翻身 | ◄ | 按照第四章第一节中的方法使仰卧的老年人改为侧卧，或使侧卧位的老年人向另一边侧卧。能耐受的老年人可以取坐位。 |

| 2. 叩背 | ◄ | 护理员采用虚掌（即手背隆起，手掌中空），利用手腕的力量，有节奏的轻轻叩打老年人背部，叩背顺序应从背部的外侧向中心，从下方向上方。持续 15~20 分钟（图 6-1-1，图 6-1-2）。 |

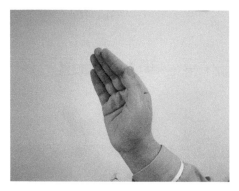

图 6-1-1　虚掌

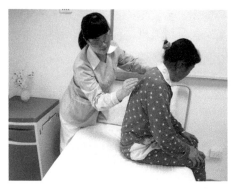

图 6-1-2　叩背

3. 鼓励咳痰 ← 叩背的同时鼓励老年人咳嗽，将痰液吐出。

温馨提示

（1）叩背部位应在肺部，避开乳房、心脏和骨隆突处。

（2）叩击力量适宜，不可太重使老年人感觉疼痛，也不可太轻达不到松动痰液的作用。

（3）一般2~3小时翻身一次，叩背时间可选择在雾化吸入之后或饭前进行。

第二节　腹部按摩

【操作目的】促进老年人的胃肠功能，防止便秘或肠胀气。

【护理员准备】护理员仪表整洁、大方，清洗双手。

【用物准备】按摩油，便器，卫生纸。

【老年人准备】老年人事先排尿，护理员向老年人做好解释，取得老年人的配合。

【环境准备】关好门窗，避免空气对流，调节室内温度，防止老年人受凉。

【操作步骤】

1.体位准备 ← 老年人仰卧位，双脚弯曲，使腹部放松，暴露老年人的腹部（图6-2-1）。

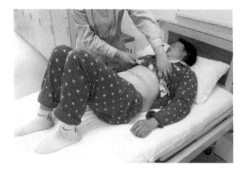

图 6-2-1 老年人的体位

| 2. 双手涂 按摩油 | ◀ | 护理员双手温暖, 并涂上按摩油。 |

| 3. 按摩 | ◀ | 护理员以手掌绕老年人脐部, 沿顺时针方向按摩腹部, 按至老年人左下腹时可稍稍下压并前推, 按摩约5分钟 (图 6-2-2)。 |

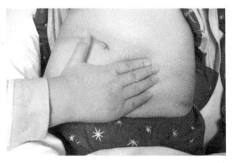

图 6-2-2 腹部按摩

| 4. 整理 | ← | 有需要者协助排便，穿好老年人的衣裤。 |

温馨提示

（1）按摩时注意力度适中，沿腹部周围按摩。

（2）若目的为防止老年人腹泻，可沿递时针方向按摩腹部。

（3）避免在过于饥饿或饱餐的状态下按摩。

第三节　背部按摩

【操作目的】促进老年人皮肤的血液循环，预防压疮等并发症的发生。

【护理员准备】护理员仪表整洁、大方，清洗双手。

【用物准备】脸盆内盛温水（50~52℃）、毛巾、浴巾、50% 乙醇溶液。

【老年人准备】向老年人做好解释。

【环境准备】关好门窗，避免空气对流，调节室内温度在24 度以上，防止老年人受凉。

【操作步骤】

| 1. 体位准备 | ← | 协助老年人取俯卧位或侧卧位，背向护理员。脱去老年人上衣，暴露背部，身体其他部位用被子盖好。将浴巾纵向铺在老年人身下（图6-3-1）。 |

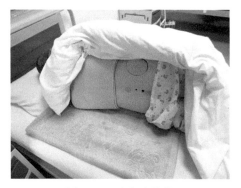

图 6-3-1　老年人体位

2. 背部清洁 ← 拧干毛巾，依次擦洗老年人的颈部、肩部、背部及臀部（图 6-3-2）。

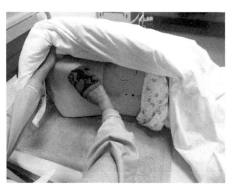

图 6-3-2　背部擦洗

3. 全背按摩 ← 倒取少许乙醇溶液在手心，用双手的大小鱼际肌蘸取乙醇溶液，从老年人骶尾部开始，沿脊柱两侧向上环形按摩到肩部，转至肩胛骨时按摩力量稍轻，再向下按摩至髂嵴。如此有节律地按摩至少 3 分钟（图 6-3-3~图 6-3-5）。

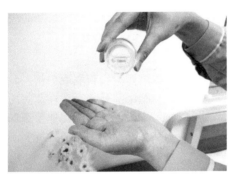

图 6-3-3　倒取乙醇溶液

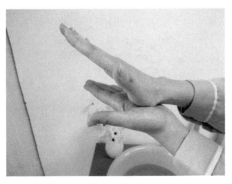

图 6-3-4　大小鱼际肌蘸取乙醇溶液

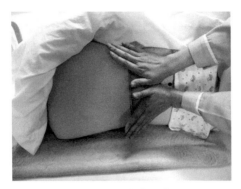

图 6-3-5　全背按摩

4. 局部按摩

用拇指指腹蘸取少量乙醇溶液，由骶尾部开始沿脊柱两旁向上按摩至肩颈部。皮肤其他受压部位可以用大小鱼际肌蘸取乙醇溶液向心按摩，力量由轻到重，再由重到轻（图6-3-6，图6-3-7）。

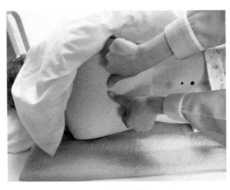

图 6-3-6　按摩脊柱两侧

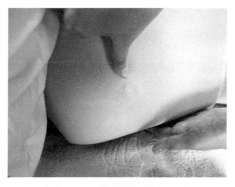

图 6-3-7　按摩局部受压部位

5. 清理　←　用浴巾擦净老年人背部，协助老年人穿好衣服，整理老年人的被褥，开窗通风。整理好用物。

温馨提示

（1）操作过程中，护理员注意自己的姿势，避免弯腰过度，注意节力。

（2）按摩力量适中，避免过大的力量损伤老年人皮肤。

（3）皮肤发红时不提倡按摩，利用翻身等技术解除发红部位受压。

（4）遇到老年人皮肤有破溃时不能按摩，应及时让医务人员处理。

第七章 常用救护技术

第一节 老年人噎食处理

一、清醒老年人的噎食处理

【操作目的】去除卡在咽喉或呼吸道的东西(食物,黏稠的痰液等)。

【老年人准备】向老年人做好解释。

【环境准备】安全,宽敞。

【操作步骤】

1. 噎食判断 ← 老年人手呈 V 字形抓住喉咙,表情痛苦,咳嗽,呼吸困难(图 7-1-1)。护理员需要询问确定是否被梗噎。

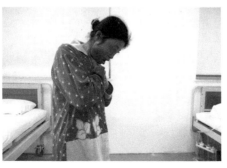

图 7-1-1 老年人噎食的特征表现

2. 体位准备 ← 确定哽噎后，让老年人双脚打开与肩部同宽，弯腰，低头并张嘴。护理员站在老年人背后，双手环绕其腰部（图 7-1-2）。

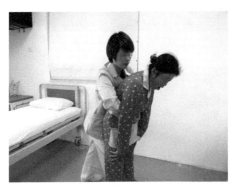

图 7-1-2 护理员站位及老年人体位姿势

3. 冲击哽噎物 ← 护理员一手握空心拳，拳头的拇指侧放在老年人的冲击部位（冲击部位在腹部正中肚脐上面两横指的距离，避开剑突，显著肥胖的老年人冲击部位可以选在两乳头连线中点的胸骨上。）另一只手握住空心拳，两手一起向上向内冲击腹部，反复冲击，直到异物咳出为止（图 7-1-3～图 7-1-5）。

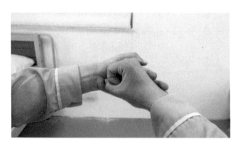

图 7-1-3　空心拳示意图

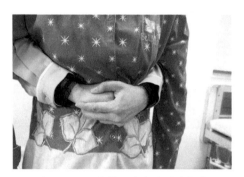

图 7-1-4　正常体型老年人冲击部位

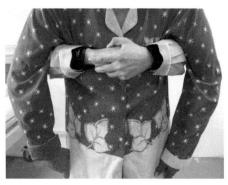

图 7-1-5　肥胖体型老年人冲击部位

4. 评价 ← 观察异物是否排出，老年人呼吸是否平稳，询问老年人有无不适感觉，观察老年人无不适后方可离开。

温馨提示

（1）老年人要采取弯腰，低头，张口的体位，以免异物滑入更深的呼吸道。

（2）吃得过饱的老年人有可能引起呕吐，要及时清除嘴巴里的呕吐物。

（3）异物一经冲出，护理员应及时用手指取出异物。

二、噎食导致老年人昏迷的处理

【操作目的】去除卡在喉咙或呼吸道里的异物。

【环境准备】安全，宽敞。

【操作步骤】

1. 噎食导致昏迷的判断 ← 老年人呼之不应，胸廓无起伏。

2. 体位准备 ← 老年人仰面平躺，双手放在身体两侧。

3. 冲击哽噎物

护理员骑跨在老年人两大腿外侧，一手掌根放在冲击部位，另一只手放在第一只手背上，两掌根重叠，一起向上向内冲击腹部（冲击部位同清醒老年人），连续冲击，直到异物排出，用手取出异物（图 7-1-6，图 7-1-7）。

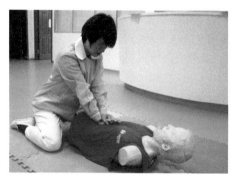

图 7-1-6　正常体型昏迷老年人冲击部位

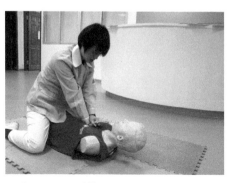

图 7-1-7　肥胖体型昏迷老年人冲击部位

| 4.评价 | ← | 异物是否排出，如老年人出现呼吸停止，心跳停止，应马上结合心肺复苏操作。若异物排出，确认老年人无不适感后，护理员方可离开。 |

温馨提示

（1）异物处理同清醒老年人的噎食处理。

（2）发现老年人心跳、呼吸停止，必须马上进行噎食处理并结合心肺复苏，同时拨打 120 电话。

第二节　心肺复苏

【操作目的】抢救心跳、呼吸突然停止的老年人。

【照顾者准备】护理员以最快的速度对老年人进行救护。

【操作步骤】

| 1.评估环境 | ← | 观察周围环境有无危险，并协助老年人撤离危险环境。 |

| 2.判断 | ← | 护理员轻拍老年人肩膀无反应，呼叫老年人无答应，且老年人呼吸停止（护理员俯身感觉老年人口鼻无气流进出，观察其胸廓无起伏）（图7-2-1，图7-2-2）。 |

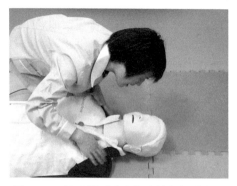

图 7-2-1　护理员呼唤老年人并轻拍其肩膀

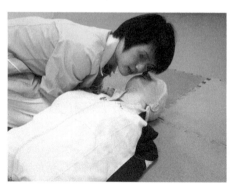

图 7-2-2　护理员评估老年人有无呼吸

3. 呼救 ← 护理员向周围呼救："救命啊，来人啊，这里有人晕倒了"，并指定别人拨打 120 电话（图 7-2-3）。

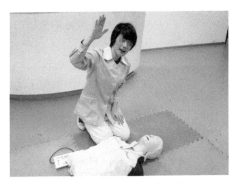

图 7-2-3　护理员大声呼救

| 4. 体位准备 | ← | 将老年人仰面平躺在硬地板上，双手放在身体两侧。解开老年人上衣纽扣，松开老年人裤带。 |

| 5. 评估心跳 | ← | 食指和中指并拢，触摸颈动脉（脖子正中向左或向右两横指位置）有无搏动感。时间不超过 10 秒（图7-2-4）。 |

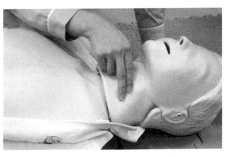

图 7-2-4　触摸颈动脉搏动评估心跳

6. 胸外心脏
按压

←

按压位置： 两乳头连线中点的胸骨。护理员的手在按压间歇不允许移动位置。

按压手法： 护理员跪于老年人一侧，一手掌根放在按压位置手指翘起，另一手重叠在上面。

按压姿势： 手指不接触老年人胸壁，双手臂伸直，向内夹紧，利用上身重量垂直下压。

按压深度： 胸廓下陷至少 1/3。

按压频率： 每分钟至少 100 次。

按压时间： 按压与放松时间 1：1

按压与吹气比： 30：2，吹气的时候停止按压。

见图 7-2-5。

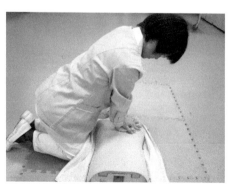

图 7-2-5　胸外心脏按压

| 7. 打开气道 | ← | **清理异物**：清除口中可见的污物及活动假牙。
打开呼吸道：一手用小拇指侧手部向下压老年人的前额，同时另一手托起老年人的下颌骨，注意不要压住气管（图 7-2-6）。 |

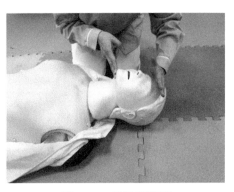

图 7-2-6　开放呼吸道

| 8. 人工呼吸 | ← | 继续保持老年人呼吸道开放状态，护理员一手拇指和食指捏紧老年人鼻孔，另一手继续托起下颌骨，护理员用自己的嘴巴包住老年人的嘴巴并吹气。吹气时间要求 1 秒钟以上，吹完松开鼻孔。要求看到老年人胸部有抬高，说明人工呼吸成功（图 7-2-7）。 |

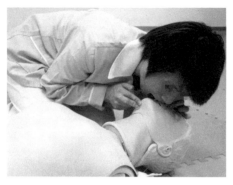

图 7-2-7　口对口人工呼吸

| 9. 继续抢救 | 按压 30 次，吹气 2 次算一个循环，每做 5 个循环就要判断老年人的呼吸心跳有无恢复，判断方法同前。 |

| 10. 结束 | 复苏成功，即老年人醒过来了，恢复自主呼吸，有心跳或专业救护人员到现场救治时，护理员可停止救护。 |

温馨提示

（1）护理员实施救护和呼救要同时进行：一边实施心肺复苏，一边呼救，指定他人打 120 电话。

（2）确保救护环境安全，确保护理员自身的安全。

（3）心脏按压的姿势要准确。

（4）人工呼吸前确保气道通畅。